Fibromialgia

¡La guía completa sobre la Fibromialgia, cómo tratarla y superarla!

Tabla de Contenido

Introducción 1

Capítulo 1: ¿Qué es la Fibromialgia? 2

Capítulo 2: Causas y Síntomas 5

Capítulo 3: Diagnóstico y Tratamiento 14

Capítulo 4: Estrategias de Afrontamiento 26

Capítulo 5: Obtener la Dieta Adecuada 32

Capítulo 6: 15 Recetas Aptas para la Fibromialgia 47

Capítulo 7: Los Mejores Ejercicios para la Fibromialgia 70

Capítulo 8: Aceites Esenciales para Alivio Instantáneo 82

Conclusión 88

Introducción

Gracias por tomarse el tiempo de leer este libro sobre la fibromialgia. Este libro tiene como objetivo servir como guía para la fibromialgia, educarlo sobre la afección y ayudarlo a comprender mejor cómo se puede tratar.

Al ser considerada una enfermedad crónica, no existe una cura actual para la fibromialgia. Sin embargo, hay muchas formas de mejorar la afección y reducir los síntomas.

A lo largo de los siguientes capítulos, aprenderá cómo se diagnostica la fibromialgia, cuáles son los diferentes síntomas, cómo se trata con la medicina occidental y cómo se puede tratar con algunas terapias alternativas y cambios en la dieta.

¡Una vez más, gracias por escoger este libro, espero que le sirva de ayuda!

Capítulo 1: ¿Qué es la Fibromialgia?

La fibromialgia es un trastorno crónico que causa dolor musculoesquelético generalizado, fatiga, problemas para dormir, problemas de memoria y depresión, entre otros problemas. Las personas con esta afección también tienen áreas sensibles o puntos sensibles que duelen cuando se ejerce presión sobre ellos. Los investigadores creen que el cerebro de una persona con fibromialgia amplifica las señales de dolor, lo que resulta en un dolor constante y, a veces, extremo en los músculos, incluso cuando no hay una lesión o causa aparente.

Predominancia

La fibromialgia afecta a más de 5 millones de estadounidenses de 18 años o más. Más de la mitad de este número son mujeres. Sin embargo, los hombres y las personas más jóvenes también pueden desarrollar el trastorno. La mayoría de los pacientes con fibromialgia se diagnostican durante su mediana edad.

Fibromialgia vs. El Síndrome de Fatiga Crónica

La fibromialgia y el síndrome de fatiga crónica (SFC) son similares en muchos aspectos y comparten muchos síntomas similares, como dolor y fatiga. De hecho, es común que una persona tenga ambas afecciones. Algunos expertos en la medicina creen que el SFC y la fibromialgia son el mismo trastorno, solo que se expresan de formas algo diferentes.

Tanto la fibromialgia como el SFC pueden ser debilitantes y afectar negativamente la vida diaria. El síntoma característico del SFC es el cansancio o fatiga que no es causada por ninguna condición médica subyacente y que no desaparece con el descanso o el sueño. El SFC a menudo comienza con síntomas similares a los de la gripe y luego causa otros signos inquietantes. Aparte del cansancio severo, una persona con SFC experimenta al menos 4 de los siguientes:

- Dolores o dolor en las articulaciones sin enrojecimiento ni hinchazón

- Dolores musculares o dolor

- Sentirse exhausto incluso después de un largo sueño

- Tiene dificultades para concentrarse y recordar cosas

- Dolores de cabeza inusuales (de un nuevo patrón, fuerza o tipo)

- Sensibilidad en los ganglios linfáticos debajo de los brazos o en el cuello

- Tener una sensación incómoda o de debilidad después de haber estado físicamente activo

- Dolor de garganta

A diferencia de la fibromialgia, los pacientes con SFC no tienen puntos gatillo o sensibles.

Cura para la Fibromialgia

En la actualidad no existe cura para fibromialgia, algo que los investigadores y los médicos no entienden es qué causa exactamente la misma. El tratamiento, que consiste en medicamentos, terapia, autocuidado, y cambios de estilo de vida, se centra en la reducción de los síntomas y mejorar la calidad de vida del paciente.

Como es una condición crónica, la fibromialgia dura un largo período de tiempo, posiblemente toda la vida. Pero en una nota más ligera, esta condición no es progresiva y nunca es fatal. Puede causar dolor, pero no dañará los músculos, las articulaciones ni los órganos internos. A pesar de que actualmente no es curable, la fibromialgia mejora con el tiempo, con el cuidado adecuado, el tratamiento y el manejo.

Capítulo 2: Causas y Síntomas

Causas

Se desconoce la causa exacta de la fibromialgia. Sin embargo, los médicos y los investigadores médicos creen que varios factores pueden estar trabajando juntos para desencadenarlo. Estos factores de riesgo incluyen:

- **Genética**: la fibromialgia parece ser hereditaria. Las personas cuya familia tiene antecedentes de la afección tienen un mayor riesgo de desarrollarla. Ciertas mutaciones genéticas pueden ser responsables de esto. Sin embargo, esos genes aún no se han identificado.

- **Infecciones / Enfermedades**: Ciertas enfermedades pueden desencadenar o empeorar los síntomas de la fibromialgia. Las enfermedades reumáticas como la artritis reumatoide y el lupus también pueden aumentar el riesgo.

- **Trauma Físico / Emocional**: estar expuesto a un trauma físico o emocional puede desarrollar fibromialgia. Estos incluyen accidentes automovilísticos y lesiones repetitivas (lesiones corporales resultantes de realizar la misma acción repetidamente).

- **Estrés Psicológico**: el estrés psicológico puede ser el resultado de eventos estresantes como sufrir accidentes graves, agresiones o pasar tiempo en la guerra. Se ha asociado con alteraciones hormonales que pueden contribuir al desarrollo de la enfermedad. Al igual que el trauma, el estrés psicológico puede producir efectos de gran alcance en el cuerpo que pueden durar meses e incluso años. La fibromialgia se ha relacionado con el TEPT o trastorno de estrés postraumático.

- **Género**: las estadísticas muestran cómo las mujeres son más susceptibles a la fibromialgia. Según el Instituto Nacional de Artritis y Enfermedades Musculo-esqueléticas y de la Piel (NIAMS), las mujeres representan del 80% al 90% de todos los casos de fibromialgia. Se desconocen las razones detrás de esto.

Una teoría sugiere que la fibromialgia puede deberse a que los receptores y los nervios del cuerpo se vuelven más sensibles a los estímulos. Esto significa que malinterpretan o reaccionan exageradamente a las señales de dolor, lo que provoca un dolor exagerado o innecesario. Otra teoría sugiere que puede deberse a que el cerebro reduce el umbral del dolor. Entonces, lo que solía no causar dolor causa un dolor extremo a medida que pasa el tiempo. Otros sugieren que puede ser causado por ciertos desequilibrios químicos en el cerebro.

Síntomas

En algunos casos, los síntomas de la fibromialgia comienzan después de un estrés psicológico importante, un trauma físico, una cirugía o una infección. En otros, los síntomas se acumulan gradualmente con el tiempo, sin un solo evento desencadenante.

Dolor y Sensibilidad / Puntos Gatillo

El dolor articular y muscular generalizado es uno de los síntomas clásicos de la fibromialgia. El dolor a menudo se describe como un dolor sordo, profundo, agudo y punzante que persiste durante al menos 3 meses. Dolor generalizado significa que se produce en ambos lados del cuerpo, y por debajo y por encima de la cintura. En otras palabras, el dolor está en todas partes.

El dolor es bastante similar al de la bursitis, la tendinitis y la osteoartritis, pero se siente en todo el cuerpo: en los tendones,

músculos y ligamentos que rodean las articulaciones. El dolor puede aparecer y desaparecer, pero en muchos casos es constante.

Las personas con fibromialgia también tienen áreas sensibles, llamadas puntos sensibles o gatillo. Estos son lugares específicos del cuerpo, generalmente alrededor de las articulaciones, que duelen al presionarlos con un dedo. Sin embargo, no son las articulaciones las que duelen, sino el tejido que los rodea. Las personas sin fibromialgia solo sentirán presión cuando presione estos puntos sensibles. Pero para aquellos que la padezcan, incluso una ligera presión en esos puntos puede causar un dolor intenso.

Los puntos gatillo a menudo incluyen:

- parte superior de los hombros
- la nuca
- parte superior del pecho
- rodillas y caderas
- los codos

Hay 18 puntos gatillo conocidos y una persona con fibromialgia tiene al menos 11. Los médicos rara vez usan puntos sensibles para diagnosticar la fibromialgia, pero los usan para reducir la lista de otros posibles diagnósticos.

Fatiga

Otro síntoma clásico de la fibromialgia es la fatiga, esa sensación constante de cansancio y agotamiento, incluso cuando deberían sentirse bien descansados (por ejemplo, después de dormir durante un largo período de tiempo). Algunas personas dicen que es como tener gripe o que es como haber perdido una gran cantidad de sueño o trabajado largas horas.

Si tiene fibromialgia, también puede sentirse demasiado cansado para hacer ejercicio o más agotado después de un ejercicio normal. Incluso las tareas más fáciles, como planchar o doblar ropa, pueden resultar dolorosas. Actividades simples como hacer un recado, ir de compras o preparar la cena pueden agotarlo y hacer que se sienta cansado.

Problemas para dormir

El dolor a menudo interrumpe el sueño. Y cuando usted es capaz de dormir, es usualmente ligero y fácilmente interrumpido. Muchas personas con fibromialgia también padecen otros trastornos del sueño como apnea del sueño y síndrome de piernas inquietas.

De acuerdo con las pruebas realizadas en laboratorios del sueño, los pacientes se alteran constantemente por los aumentos repentinos de actividad cerebral, que también se producen cuando están despiertos. Estas perturbaciones limitan al tiempo pasado en un sueño profundo, lo que resulta en una sensación constante de estar noqueado.

Trastornos del Estado de Ánimo

Tener que lidiar con un dolor y una fatiga constantes puede provocar estrés y problemas de humor. Los pacientes pueden estar ansiosos por la forma en que van a continuar con la vida, o la preocupación por no sentirse mejor nunca. También pueden tender a reducir las interacciones sociales y las actividades físicas, lo que resulta en autoaislamiento y depresión.

Hasta el 50% de los pacientes con fibromialgia tienen ansiedad o depresión, o ambas. Es posible que estos trastornos del estado de ánimo, como el dolor, sean parte de la afección.

Las personas diagnosticadas con depresión y fibromialgia también tienen dificultad para concentrarse, recordar cosas, prestar atención y concentrarse en tareas mentales. Esto se conoce como "fibro-niebla".

Dolores de Cabeza

Aproximadamente 2 de cada 5 personas con fibromialgia sufren dolores de cabeza tensionales o migrañas con regularidad. Esto puede ser provocado por un dolor en la parte superior de la espalda y el cuello, causado por la tensión de los músculos en el área. Los dolores de cabeza también pueden deberse a los puntos sensibles en el cuello y la parte posterior de la cabeza.

Síndrome del Intestino Irritable

El síndrome del intestino irritable o SII es un trastorno digestivo funcional marcado por movimientos intestinales alterados y estrés abdominal. Hasta dos tercios de los pacientes con fibromialgia presentan síntomas de SII como dolor de estómago, distensión abdominal, náuseas y gases. Muchos también tienen la Enfermedad por Reflujo Gastroesofágico (ERGE) y reflujo ácido.

Rigidez Matutina

Las personas con fibromialgia se despiertan con una rigidez matutina similar a la que siente una persona con artritis reumatoide. La rigidez se produce en las articulaciones y músculos de los brazos, piernas y espalda. Para algunas personas, la última es sólo por unos pocos minutos, pero para la mayoría, persiste durante más de 20 minutos cada día. A veces se prolonga por horas, y posiblemente incluso todo el día. Esto hace que sea más difícil para los pacientes con fibromialgia comenzar el día o superarlo.

Parestesia

Muchos pacientes con fibromialgia experiencia parestesia, que es una sensación de ardor, picor, hinchazón, o sensación de hormigueo por lo general se siente en los brazos, manos, piernas y pies. Su causa real no está clara, pero a menudo es un síntoma de un daño nervioso subyacente o una enfermedad neurológica. Para alguien con fibromialgia, el ardor o sensación de hormigueo puede sentirse constantemente, o simplemente por unos pocos minutos al azar. Aunque la parestesia es indolora, puede ser problemática especialmente cuando ataca en la mañana junto con la rigidez matinal.

Calambres Menstruales

Las mujeres tienen diez veces más probabilidades de desarrollar fibromialgia que los hombres. Y algunas de esas mujeres afectadas sufren un dolor más severo y los síntomas una vez al mes- es decir, durante su período menstrual. Según la Asociación Nacional de Fibromialgia, las mujeres con fibromialgia experimentan calambres menstruales más dolorosos de lo normal. El dolor a veces fluctúa con su ciclo, pero la sensibilidad y el dolor se intensifica.

Problemas para Orinar

Si tiene fibromialgia, puede sentir una necesidad constante de orinar, experimentar dolor o falta de control al orinar, o tener la vejiga con fugas. Estos síntomas también pueden ser causados por una infección en el riñón y en la vejiga o por enfermedad. Las mujeres con fibromialgia tienden a ser más propensas a estos problemas de control de la vejiga.

Síndrome de Piernas Inquietas

El síndrome de las piernas inquietas, también conocido como enfermedad de Willis-Ekbom, es una afección que provoca una necesidad irresistible de mover las piernas debido a sensaciones incómodas o desagradables en la parte inferior de las piernas y los pies. La sensación es a menudo descrita como gatear en la naturaleza u hormigueo y es más grave cuando se está en reposo, ya sea sentado o acostado. Esto puede ser especialmente molesto por la noche, ya que puede dificultar el sueño.

Además, las personas con fibromialgia pueden tener también trastornos de la articulación temporomandibular (ATM) y aumento de la sensibilidad a la temperatura, luces brillantes y ruidos fuertes. Ninguna prueba de diagnóstico por imágenes o de laboratorio puede detectar esta afección, por lo que es importante contarle a su médico todos sus síntomas para obtener un diagnóstico preciso.

Capítulo 3: Diagnóstico y Tratamiento

Diagnóstico

Puesto que los principales síntomas de la fibromialgia, es decir, dolor generalizado y fatiga, no son distintivos y pueden ser síntomas de muchas otras condiciones médicas, es a menudo mal entendido y mal diagnosticado. Puede tener la afección, pero no manifestar todos los síntomas, o puede tener otros problemas médicos que imitan los síntomas de la fibromialgia.

Por estas razones y también debido al hecho de que la afección no puede detectarse mediante pruebas de laboratorio, a menudo es necesario consultar a varios médicos antes de que se le diagnostique fibromialgia. El médico puede iniciar el diagnóstico basándose en estos dos criterios:

- Dolor generalizado: el dolor puede considerarse un síntoma si ha durado al menos 3 meses sin una causa identificable. El dolor debe sentirse en ambos lados de su cuerpo, izquierdo y derecho, y por debajo y por encima de la cintura.

- Presencia de puntos gatillo / sensibles: el médico presionará firmemente sobre los 18 puntos específicos de su cuerpo para comprobar cuántos de ellos son dolorosos. Puede sentir dolor en otros lugares, pero solo esos 18 puntos pueden usarse para el diagnóstico. Usted debe tener

11 o más puntos sensibles a ser diagnosticados con fibromialgia.

El médico puede realizar algunas pruebas para descartar otras afecciones médicas que puedan desencadenar sus síntomas, como artritis reumatoide, esclerosis múltiple, apnea del sueño y lupus. Estas pruebas pueden incluir análisis de sangre que pueden involucrar:

- Hemograma total
- Prueba de péptidos cíclicos citrulinados
- Velocidad de sedimentación globular
- Prueba de función tiroidea
- Factor reumatoide

Además, el médico puede preguntarle si ha estado teniendo problemas para dormir o ha sentido ansiedad y depresión. Para un diagnóstico más preciso, prepárese para la cita con su médico creando una lista de lo siguiente:

- Todos sus síntomas con descripciones detalladas
- Información sobre sus problemas médicos pasados
- Información sobre el historial médico de su familia
- Todos los medicamentos y suplementos que está tomando, si hay alguno

- Cualquier pregunta que desee hacerle a su médico

Dígale todo a su médico. Omitir cualquier información puede marcar una gran diferencia en su diagnóstico final.

Tratamiento

Tratamiento de la fibromialgia incluyen generalmente medicamentos y autocuidado. El énfasis está en minimizar los síntomas y mejorar la salud general y la calidad de vida. Ningún tratamiento aborda por si solo todos los síntomas.

El tratamiento también puede requerir un equipo de especialistas médicos con diferente experiencia. Esto puede incluir a su médico o doctor, un reumatólogo, un fisioterapeuta y otros proveedores de salud.

Un enfoque de tratamiento común puede incluir lo siguiente:

Medicamentos y Suplementos

Los medicamentos pueden aliviar el dolor y mejorar el estado de ánimo y la calidad del sueño. Los medicamentos comunes para la fibromialgia incluyen:

- Medicamentos para el dolor: Tres medicaciones han sido aprobados por la Administración de Alimentos y Medicamentos (FDA) para el tratamiento de la fibromialgia. Estos son milnaciprán (Savella), duloxetina (Cymbalta) y pregabalina (Lyrica). Los analgésicos de venta libre como el acetaminofén (Tylenol), el naproxeno sódico (Aleve) y el ibuprofeno (Advil) también pueden ser útiles. Estos medicamentos pueden ayudar a promover el sueño, reducir la inflamación y minimizar los dolores generales.

Para los casos extremos, el médico puede prescribir tramadol (Ultram), para ser utilizado con precaución a fin de reducir los riesgos de efectos secundarios y la dependencia. No se recomiendan los narcóticos ya que pueden agravar el dolor con el tiempo y provocar adicción.

• Antidepresivos: su médico también puede recomendar antidepresivos en dosis bajas para ayudar a reducir los dolores, la fatiga, la ansiedad y / o la depresión, y promover un mejor sueño. Milnaciprán (Savella) y duloxetina (Cymbalta) también entran en la categoría de antidepresivos. También puede ser prescrito ciclobenzaprina (relajante muscular), o amitriptilina a aliviar la molestia y levantar su estado de ánimo.

Los antidepresivos pueden causar efectos secundarios desagradables como náuseas, pérdida de la libido y aumento de peso. Analice las posibles repercusiones con su médico.

• Anticonvulsivos: los medicamentos para tratar la epilepsia pueden ser útiles para reducir los niveles de dolor. La pregabalina (Lyrica) aprobada por la FDA es la primera droga anticonvulsivante para el tratamiento de la fibromialgia. La gabapentina (Neurontin) también puede ayudar a reducir los síntomas. Sin embargo, estos medicamentos pueden tener algunos efectos secundarios como sequedad de boca, mareos, hinchazón y aumento de peso.

- Vitamina D: Los pacientes con fibromialgia a menudo tienen niveles bajos de vitamina D. En un estudio de 2013, las personas con fibromialgia informaron experimentar menos fatiga y sentirse físicamente mejor después de tomar suplementos de vitamina D con regularidad. Hable con su médico sobre la posibilidad de tomar este suplemento para una implementación adecuada. Demasiada vitamina puede volverse tóxica.

Terapias Complementarias

Junto con los medicamentos, puede incorporar terapias complementarias para aliviar sus síntomas. Los remedios alternativos ayudan a reducir el dolor, reducen los niveles de estrés y lo hacen sentir mejor en general. Analice las siguientes opciones con su médico:

- Terapia física

    Las técnicas de fisioterapia están destinadas a fortalecer sus músculos, mejorar su resistencia, flexibilidad y rango de movimiento y, a su vez, reducir su dolor. Su fisioterapeuta también puede enseñarle técnicas de cuidado personal para ayudarlo a controlar el dolor y la fatiga por su cuenta.

- Terapia ocupacional

Un programa de terapia ocupacional puede mejorar sus habilidades funcionales, su confianza y su calidad de vida en general. Su terapeuta le ayudará a realizar modificaciones en su área de trabajo o en la forma en que realiza determinadas tareas para minimizar el estrés que sufre su cuerpo.

- Terapia de masajes

Un buen masaje relaja los músculos, reduce la tensión, alivia la ansiedad y el estrés, y mejorar su rango de movimiento. Si se aplica demasiada presión, es posible que experimente hinchazón, hematomas y dolor temporal, así que asegúrese de contratar al masajista adecuado para su afección.

- Terapia de comportamiento cognitivo

La TCC tiene como objetivo ayudar a los pacientes a identificar y modificar creencias y comportamientos desadaptativos, desarrollar técnicas para manejar patrones de pensamiento negativos, aumentar la autoeficacia para el manejo del dolor y mejorar la función física en general. También se utiliza para hacer frente a la ansiedad, la depresión y los problemas para dormir.

- Aromaterapia

Los beneficios terapéuticos de los aceites esenciales pueden ser extremadamente útiles para aliviar el dolor, la fatiga y los problemas cognitivos. Los mejores aceites para este propósito incluyen lavanda, menta, helicriso (la flor inmortal), jazmín, manzanilla romana, jengibre, eucalipto, enebro, romero, neroli y mejorana.

- Terapia de liberación miofascial

La terapia MFR estimula el reflejo de estiramiento, relaja los músculos contraídos y mejora la circulación linfática y sanguínea para tratar el dolor y la inmovilidad muscular y restaurar el movimiento. Esto se hace aplicando presión sostenida en los tejidos conectivos (fascia) de los músculos.

- Biorretroalimentación

A través de la Biorretroalimentación, se llega a controlar sus funciones corporales, como el ritmo cardíaco y la presión arterial a través de sensores, y aprender a controlarlos a su favor. Esta técnica puede ayudarlo a relajarse y controlar los dolores de cabeza por tensión, entre otros síntomas. Una forma de biorretroalimentación que es útil para los pacientes con fibromialgia es la electromiografía, que lee su cuerpo en busca de acortamiento muscular o espasmos.

- Aeróbicos ligeros

Los ejercicios aeróbicos ligeros, como caminar, correr, andar en bicicleta y nadar, son algunas de las mejores formas de abordar los síntomas de la fibromialgia. Estos ejercicios son simples y no requieren ningún equipo especial. Los ejercicios aeróbicos utilizan los grupos de músculos grandes durante un período de tiempo determinado. Esto libera la tensión en los músculos mientras los fortalece. Un análisis del 2017 encontró que los ejercicios aeróbicos pueden mejorar el dolor y la rigidez, la función muscular y la calidad de vida.

- Ejercicio acuático

La terapia a base de agua, o aeróbicos acuáticos, es un ejercicio fácil pero efectivo para cualquier persona que sufra de dolor crónico. Lleva sangre a los tendones y músculos para ayudar a aliviar el dolor y la tensión muscular. Y como estás en el agua, no estás estresando tus articulaciones durante el ejercicio. La flotabilidad del agua también ayuda con el movimiento. Nota: no es necesario que sepa nadar para unirse a una clase de aeróbicos acuáticos.

- Acupuntura

    Esta práctica implica perforar la piel con agujas súper finas para ayudar a mejorar el flujo sanguíneo, fomentar la autocuración natural, restaurar el equilibrio químico en el cerebro y, por lo tanto, tratar el dolor crónico y una serie de otros problemas de salud. Los riesgos de esta práctica pueden incluir hematomas, dolor y sangrado leve. Asegúrese de que el acupunturista que contrate sea un profesional autorizado.

- Acupresión

    Si a usted no le gusta la idea de pinchar su piel con agujas, entonces puede intentar acupresión. Esto utiliza principios similares a la acupuntura, pero en lugar de utilizar agujas, el médico utiliza sus dedos, la palma, los codos o los pies para aplicar presión sobre los puntos de acupuntura en los meridianos de su cuerpo. También se pueden utilizar dispositivos especiales en la práctica.

- Técnicas de relajación

    Las técnicas de relajación incluyen la práctica de la atención plena, respiración lenta, y muchas formas de meditación. Estas prácticas estimulan el sistema nervioso parasimpático para ayudar a aliviar sus síntomas.

- Tai chi

 El tai chi es un arte marcial chino que fomenta la conciencia cuerpo-mente, por lo que puede ayudar con los síntomas físicos y psicológicos de la fibromialgia. Se trata de profunda meditación, movimientos controlados y la respiración profunda. Esta práctica puede mejorar su equilibrio, fuerza muscular y resistencia. Si bien no es vigoroso, puede desarrollar esguinces o dolor muscular si se excede.

- Qigong

 El qigong, pronunciado *chee-gong*, es otra práctica china antigua que ha demostrado mejorar la energía, aliviar el dolor y disminuir la fatiga en varios estudios. Esta práctica combina danza, movimiento, técnicas de respiración y la meditación.

- Yoga

 La investigación muestra que las personas con fibromialgia que se unieron a clases de yoga mejoraron su estado de ánimo y experimentaron menos fatiga y dolor general. La práctica mejora la fuerza muscular, y enseña una variedad de técnicas de relajación. Las clases generalmente incluyen poses suaves, ejercicios de respiración, meditación y discusiones grupales. Si se está uniendo a una clase de yoga, asegúrese de decirle al instructor que tiene fibromialgia para que pueda modificar las posturas según sea necesario para usted.

Otros Tratamientos Alternativos

- Hierbas medicinales y suplementos nutricionales

Se han utilizado ciertas hierbas tradicionales para el tratamiento de los síntomas de la fibromialgia. Estos incluyen extracto de semilla de uva, ginseng siberiano, esencia de valeriana o raíz, y tintura de hierba de San Juan. También se ha demostrado que los suplementos como el magnesio, la melatonina y la SAM-e ayudan en la afección.

- Manipulación quiropráctica u osteopática

Estas son las opciones de tratamiento no quirúrgico para el dolor crónico. Por lo general, se usan para el dolor de espalda, pero también pueden ser beneficiosos para las personas con fibromialgia. Estos procedimientos intentan aliviar el dolor mediante el equilibrio de los tejidos musculares y la mecánica, y mejorar el rango de movimiento de las articulaciones.

- Marihuana medicinal

Un estudio descubrió que las personas con fibromialgia que tomaron el cannabis medicinal experimentaron una reducción del dolor y la rigidez, aumento de la somnolencia, la mejora de la relajación, la capacidad mental y la sensación de bienestar. Sin embargo, se necesitan más investigaciones para respaldar los beneficios y los efectos a largo plazo del cannabis medicinal para el tratamiento de la fibromialgia.

En todos los casos, hable con su médico sobre las posibles ventajas y desventajas de cada enfoque de tratamiento antes de probarlos.

Capítulo 4: Estrategias de Afrontamiento

El autocuidado es crucial en el tratamiento de la fibromialgia. Si bien no existe cura para este trastorno, existen muchas estrategias que puede implementar a diario para hacer frente a los síntomas y mejorar su afección. Considere lo siguiente.

Desestresarse

Ahora se sabe que el estrés puede desencadenar síntomas de fibromialgia. Permítase un tiempo para relajarse todos los días. Desarrolle un plan para limitar o evitar el estrés emocional y el esfuerzo excesivo. Esto puede incluir decir "no" a las invitaciones sin sentirse culpable. Realice actividades que le resulten agradables y relajantes. También puede probar técnicas comprobadas para el manejo del estrés, como yoga, meditación y ejercicios de respiración profunda.

Desarrollar buenos hábitos de sueño.

Con la calidad y la cantidad de sueño adecuadas, puede mejorar significativamente sus síntomas. Aquí hay algunos consejos para mejorar su sueño de forma natural:

- Establece el ambiente adecuado en tu dormitorio. Mantenlo fresco, oscuro y silencioso.

- Mantenga hábitos de sueño regulares. En la medida de lo posible, váyase a la cama a la misma hora todas las noches y levántese a la misma hora todas las mañanas, incluso los fines de semana o durante los días festivos y vacaciones.

- Evite las siestas durante el día, ya que esto puede interferir con su sueño nocturno. Si realmente no puede evitarlo, minimice su siesta a 1 hora como máximo.

- Evite el alcohol y las bebidas con cafeína a última hora de la tarde hasta la hora de acostarse.

- Evite las comidas picantes o la ingesta excesiva de líquidos antes de acostarse. Las visitas frecuentes al baño y la acidez de estómago pueden provocar una mala calidad del sueño.

- No hagas nada en tu cama más que dormir. Leer un thriller, ver programas nocturnos o usar una computadora portátil en la cama puede ser estimulante y dificultar el sueño.

- Evite hacer ejercicio o realizar cualquier actividad física dentro de las tres horas antes de dormir, ya que puede estimularlo y mantenerlo despierto.

- Relájate antes de acostarte. Realice actividades relajantes como tomar un relajante baño tibio o escuchar música suave y reconfortante. Un baño tibio también puede ayudar a calmar los músculos doloridos.

Tener una dieta bien balanceada.

Comer los alimentos adecuados y evitar los tóxicos es una de las mejores formas de controlar sus síntomas. Los alimentos y bebidas inflamatorias y que producen ácido, como el café, el alcohol, los refrescos, los alimentos procesados y la comida rápida, pueden hacer que su cuerpo sea más propenso a la fatiga y las enfermedades. Los estudios también muestran que una dieta ácida interfiere con la capacidad del cuerpo para absorber nutrientes y minerales esenciales.

Beber abundante agua

Cualquier forma de deshidratación puede causar dolores de cabeza, irritabilidad y trastornos del sueño. Como no hay suficiente agua para limpiar su sistema, las toxinas se acumularán y causarán dolor en muchos lugares, particularmente en los músculos y las articulaciones.

Comience cada día con un vaso de agua limpia, preferiblemente con el estómago vacío. Una pauta estándar para la ingesta de agua es de ocho vasos de 8 onzas por día, pero trate de beber más. Además de rehidratarle, el agua desintoxicará su cuerpo y ayudará a tus músculos a recuperarse de los brotes de la fibromialgia. También aumentará su energía y mejorará la claridad mental.

Hacer ejercicio con regularidad

Al principio, el ejercicio puede aumentar el dolor en una persona con fibromialgia. Pero cuando comienza a hacerlo gradualmente hasta que se convierte en una rutina regular, puede disminuir sus síntomas, reducir el estrés, ayudarlo a dormir mejor y darle más control sobre su condición. Comience con ejercicios aeróbicos de baja intensidad como caminar, andar en bicicleta, nadar, o aeróbic acuático. Puede también consultar a su médico o un fisioterapeuta para desarrollar un programa de ejercicios personalizada. Las técnicas de relajación, una buena postura y los estiramientos también son útiles.

Aplique calor o frío para un alivio instantáneo.

Aplicar calor o frío puede aliviar el dolor antes y/o después de un entrenamiento. Si siente dolor, rigidez o espasmos en los músculos, tome un baño tibio o use lámparas de calor, almohadillas térmicas o paños tibios. Utilice cualquiera de estos durante 20 minutos, deténgase durante 20 minutos y vuelva a intentarlo.

La exageración de una sesión de ejercicios puede hacer que sienta dolor. Una compresa fría puede proporcionar un alivio rápido al disminuir la hinchazón y el dolor. Envuelva una compresa fría o un pequeño bloque de hielo en una toalla para que no esté en contacto directo con su piel. Aplíquelo en el área afectada y déjelo actuar durante unos 20 minutos, deténgase también durante 20 minutos y luego aplique nuevamente hasta que se sienta mejor.

No lo piense demasiado

Pensar demasiado en su dolor crea estrés y es contraproducente. Incluso puede hacerle sentir más dolor del que realmente hay. Estar demasiado ansioso por su afección aumenta sus niveles de cortisol y adrenalina, lo que le hace más sensible a la sensación de dolor. Para evitar esto, concéntrese en otras cosas como un pasatiempo favorito, una actividad física que disfrute o cualquier cosa que pueda mantener su mente alejada de pensamientos y sensaciones innecesarias.

Busque apoyo

Vivir con dolor crónico puede ser debilitante y extremadamente difícil. El estigma asociado con la fibromialgia y otros trastornos crónicos puede hacer que sea aún más difícil de afrontar. Pero no se desanime. Si usted tiene fibromialgia, no dude en buscar ayuda. Puede encontrar muchos grupos de apoyo en línea e incluso dentro de su propia comunidad. De esta manera, puede conocer a otras personas que lo comprendan y que están pasando por la misma condición. Pueden animarse y ayudarse mutuamente brindándose algunos consejos y estrategias de afrontamiento.

También puede asistir a sesiones de asesoramiento. Un buen consejero puede convencerlo de que crea en sus habilidades y aumente su confianza. Él o ella también puede ayudar a entender mejor su enfermedad, y enseñarle estrategias sobre cómo hacer frente a situaciones de estrés y manejar su dolor y su estado en general.

Capítulo 5: Obtener la Dieta Adecuada

Ningún fármaco en el mercado puede vencer una dieta sana y bien balanceada. Dado que los síntomas de la fibromialgia pueden desencadenarse por los alimentos que ingiere, es importante estar consciente de todo lo que pasa por sus labios. Con unos simples ajustes en su dieta, puede disminuir la incidencia de sus síntomas y moverse con mayor libertad y suavidad.

Planes de Dieta que Puede Probar

Si bien no existe una dieta específica diseñada para la fibromialgia, algunos planes dietéticos pueden ser útiles ya que incluyen una variedad de alimentos que pueden combatir el dolor y eliminar ciertos desencadenantes.

Primero es la dieta anti-inflamatoria, que es comúnmente recomendado para personas con enfermedades crónicas y autoinmunes como la artritis reumatoide, esclerosis múltiple, Psoriasis, IBS, lupus, y la fibromialgia. Esta dieta se centra en alimentos que combaten la inflamación, que es uno de los principales desencadenantes de los síntomas de la fibromialgia. Estos incluyen alimentos ricos en antioxidantes, ácidos grasos esenciales y alimentos ricos en minerales. Por otro lado, excluye los alimentos que contribuyen a un intestino permeable, como los que tienen un alto contenido de grasas trans, grasas saturadas y carbohidratos refinados.

También se ha informado que la dieta mediterránea y DASH (enfoque dietético para combatir la hipertensión) ayudan a las personas con fibromialgia. Estas dietas pueden ser útiles en la reducción del colesterol y la presión arterial, y aliviar los síntomas dolorosos. Muchos de sus componentes también reducen la cantidad de inflamación en el cuerpo. Estas dos dietas tienen ligeras diferencias, pero ambas incluyen una gran cantidad de frutas y verduras, cereales integrales, legumbres, proteínas magras, nueces, semillas y productos lácteos descremados o bajos en grasa.

Alimentos Para Comer

Sea óptimamente saludable y prácticamente sin dolores al consumir alimentos ricos en lo siguiente:

Ácidos Grasos Omega-3

Se ha demostrado que los ácidos grasos omega-3 reducen la inflamación, aumentan la inmunidad, ayudan a prevenir enfermedades cardiovasculares y disminuyen los niveles de estrés oxidativo. El estrés oxidativo ocurre cuando el cuerpo es invadido por demasiados radicales libres, que dañan las células y conducen al desarrollo de una serie de enfermedades graves. Para las personas con fibromialgia y otros trastornos crónicos, el omega-3 es particularmente útil para aliviar las articulaciones dolorosas y sensibles y la rigidez matutina.

Las mejores fuentes de omega-3, ácidos grasos incluyen semillas de chía, semillas de lino, nueces, mariscos silvestres y los pescados grasos como sardinas, salmón, caballa, atún, arenque, anchoas, y la trucha. También se puede tomar en forma de suplemento. Sin embargo, trate de evitar las cápsulas de omega-3 debido a su contenido de gelatina. La gelatina contiene aspartato y glicina, que son aminoácidos que activan cierto receptor de glutamato en las células nerviosas, lo que puede desencadenar los síntomas de la fibromialgia.

Vitamina D

Los estudios muestran que una deficiencia de vitamina D puede causar dolor en los huesos y músculos. Para las personas con fibromialgia que también tienen esta deficiencia, la suplementación con vitaminas puede ayudar a aliviar el dolor. En un estudio de 2008, los pacientes con dolor, con pobres niveles de Vitamina D requieren casi el doble de la cantidad de analgésicos como en comparación con aquellos con suficientes niveles.

Las fuentes naturales de vitamina D incluyen pescados de agua fría como el atún, el pez espada y el salmón rojo, así como huevos, leche y jugo de naranja. También se puede tomar en forma de aceite de hígado de bacalao o como suplemento. Pasar tiempo en el sol de la mañana también aumenta sus niveles de vitamina D, sólo asegúrate de usar la protección necesaria de los rayos dañinos para reducir el riesgo de cánceres de enfermedades de los ojos y la piel.

Magnesio

El magnesio ayuda a prevenir la excitotoxicidad causada por el glutamato. La excitotoxicidad es un fenómeno en el que los niveles de neurotransmisores en las neuronas inician la muerte celular. Un estudio de 2013 mostró que la suplementación con citrato de magnesio era más efectiva cuando se tomaba junto con amitriptilina, un antidepresivo tri-cíclico.

Verduras oscuras de hoja verde como la espinaca, la col rizada, y la acelga suiza, son excelentes fuentes de magnesio. Las legumbres (frijoles y lentejas), semillas (por ejemplo, semillas de calabaza), nueces (por ejemplo, almendras), chocolate negro, plátanos, aguacates, yogur y pescados grasos también son ricos en este nutriente. Consuma al menos tres porciones de estos alimentos al día para aumentar su magnesio a un nivel saludable.

Antioxidantes

Los expertos especulan que los síntomas de la fibromialgia pueden ser causados por el estrés oxidativo, que puede empeorar si no hay suficientes antioxidantes en el cuerpo. La mayoría de las frutas y vegetales s son ricas en antioxidantes importantes incluyendo vitaminas A, C y E. Estos incluyen bayas, zanahorias, remolacha, col rizada, espinacas, pimientos dulces, y otros que se suman varios colores para su dieta.

Busque alimentos con tonos vivos de rojo, verde, amarillo, naranja y morado para aumentar su consumo de antioxidantes. Ya sea que tenga fibromialgia o no, tener niveles adecuados de antioxidantes es vital para una buena salud y una larga vida.

Comidas que se Deben Evitar

Cuidado con los siguientes alimentos. Se sabe que agravan los síntomas de la fibromialgia y es mejor evitarlos tanto como sea posible.

Edulcorantes Artificiales

Los edulcorantes artificiales tales como aspartamo, sacarina, sucralosa, y acesulfamo-K desencadenan adversamente a los receptores de las neuronas, lo que resulta en un aumento de la sensibilidad al dolor. Estos aditivos alimentarios se consideran *excitotoxinas,* que son un grupo de sustancias químicas que alteran la química del cerebro y contribuyen al estrés oxidativo. Demasiado de estos aditivos puede conducir a la excitotoxicidad, que puede entonces conducir a graves patologías neurodegenerativas la como el lupus, la enfermedad de Alzheimer, la enfermedad de Parkinson, demencia de Lou Gehrig, y la esclerosis múltiple.

El aspartamo, en particular, se ha comercializado durante años como una alternativa " saludable " al azúcar, que ayuda a controlar y perder peso. Se puede encontrar en una variedad de alimentos y bebidas, incluidos yogures, chicles y refrescos dietéticos. Además de agravar el dolor de la fibromialgia, el aspartamo contiene compuestos que se han relacionado con la pérdida de memoria, convulsiones, trastornos de la tiroides y cáncer.

El alto consumo de estos edulcorantes y aditivos también aumenta el riesgo de diabetes, aumento de peso y muchas otras enfermedades inflamatorias. Mientras que se ha demostrado que reducirlos o eliminarlos de su dieta reduce los síntomas de la fibromialgia y el riesgo de otros problemas de salud.

Carbohidratos Refinados (Carbohidratos Simples)

Los carbohidratos refinados, que a menudo se encuentran en galletas, pasteles, arroz blanco y harina blanca, son carbohidratos que se digieren rápidamente en el cuerpo. Sirven como fuente rápida de energía, pero también causan un repentino y breve aumento en los niveles de azúcar en sangre. Tan pronto como bajen los niveles de azúcar en sangre, volverá a sentir hambre. Además, este aumento de energía temporal a menudo es seguido por una caída repentina en los niveles de energía. Estas fluctuaciones pueden empeorar el dolor y la fatiga de la fibromialgia y a menudo, llevar a comer en exceso.

Cuando fibromialgia te deja fatigado, puede ser tentador agarrar algunas dulces golosinas, pero recuerda que al hacerlo puede causarle aún más dolor. En la medida de lo posible, elija fuentes de carbohidratos integrales y fuentes naturales de azúcar como frutas frescas.

Obtenga su dosis de carbohidratos complejos de granos integrales como bayas de trigo integral, arroz salvaje o integral, amaranto, quínoa y avena de trigo sarraceno, o coma una papa simple o camote en lugar de pasta o pan. Los alimentos de trigo integral tardan más en digerirse y ofrecen más beneficios para el cuerpo, mientras que los carbohidratos refinados solo aumentan la inflamación.

Además, el exceso de azúcar provoca la inflamación de los nervios, ya que tienden a absorber agua. También reduce la flexibilidad de la capa externa de las células nerviosas, provocando su ruptura y desgarro. En última instancia, este proceso conduce a daños en los nervios que a menudo resultan en dolor, hormigueo y entumecimiento en las extremidades.

Glutamato Monosódico (GMS)

El GMS es una sustancia que se usa para mejorar los sabores y conservar los alimentos. Que también actúa como una molécula excitotoxina que activa las neuronas de tal manera que aumentan la sensibilidad al dolor. El glutamato monosódico también está cargado de sal, lo que agrava el dolor y la hinchazón en muchos pacientes con fibromialgia. Para minimizar los efectos del GMS en su condición, evite los alimentos preenvasados y las comidas rápidas tanto como sea posible. En cambio, concéntrese en alimentos integrales naturales como arroz integral, pescado graso y lentejas.

El glutamato monosódico se encuentra comúnmente en los alimentos chinos, cenas congeladas, sopas enlatadas, champiñones, tomates, patatas, quesos parmesanos y muchos más. Siempre revise la etiqueta de los alimentos para ver si hay glutamato monosódico o GMS. También puede tener otros nombres o estar contenido en otros ingredientes, pero no se enlista por separado. También revise estos ingredientes en las etiquetas:

- Glutamato (E 620)
- Ácido glutámico (E 620) 2
- Extracto de levadura
- Caseinato
- Gelatina
- Cualquier cosa hidrolizada

Además, busque productos cárnicos que incluyan "sabor natural agregado" en la etiqueta. Esos sabores naturales se obtienen de carnes, mariscos y plantas, y pueden tener un alto contenido de glutamato monosódico natural.

Cuando salga a comer, puede ser útil tomar nota de los restaurantes que excluyen GMS de la preparación de sus alimentos.

Alimentos Procesados

Los alimentos procesados suelen tener más aditivos y conservantes, y menos nutrientes y fibras que los alimentos no procesados. También contienen grasas no saludables y cantidades excesivas de azúcar. Estos productos incluyen carnes curadas, ahumadas o enlatadas como salchichas, tocino, fiambres, jamón, cecina y carne en conserva. Los saborizantes y conservantes artificiales en estos alimentos no solo aumentan la inflamación en el cuerpo, sino que también pueden desencadenar sensibilidades alimentarias en algunas personas. Siempre apunte hacia los alimentos reales enteros como verduras orgánicas frescas, huevos sin jaulas, pescado capturado en la naturaleza y similares.

Grasas No Saludables

Las grasas no saludables están presentes en prácticamente todos los alimentos procesados y fritos, así como en las galletas saladas, las galletas, las rosquillas y los productos alimenticios que utilizan aceites no saludables durante su preparación. Ciertos quesos y pizzas también contienen grasas no saludables y deben evitarse. Si bien estos alimentos son convenientes y sabrosos, se sabe que empeoran los síntomas de la fibromialgia.

Los aceites no saludables incluyen aceites vegetales como cártamo, cacahuete, y aceites de maíz. Que desencadenan la inflamación, especialmente cuando se utilizan para cocinar o freír los alimentos. Esa es la razón por la cual a las personas con fibromialgia se les aconseja eliminar todo tipo de alimentos fritos de su dieta. Si no puede deshacerse de ellos por completo, use aceites más saludables, como el aceite de oliva, al freír.

Gluten

Los alimentos de trigo integral son una alternativa saludable a las pastas ricas en carbohidratos y los panes de harina blanca. Sin embargo, para las personas con enfermedad celíaca o sensibilidad al gluten, es mejor evitar estos alimentos. El gluten se encuentra en productos de trigo, centeno y cebada. Algunos dulces, adobos y salsas también pueden contener gluten. Hoy en día, muchas empresas ofrecen opciones de alimentos sin gluten, por lo que seguir una dieta sin gluten no debería ser un desafío.

Anteriormente, los alimentos de trigo integral se recomendaban como una opción más saludable sobre los carbohidratos refinados, pero dado que la enfermedad celíaca a veces se superpone con la fibromialgia, existen algunas excepciones a la regla. Si sospecha que tiene ambas afecciones, consulte a su médico para verificar el diagnóstico y para ayudarlo a realizar los cambios necesarios en su dieta.

Lechería

No solo la enfermedad celíaca puede superponerse con la fibromialgia, sino también la intolerancia a la lactosa. Si experimenta síntomas tales como gases, distensión abdominal, dolor de estómago, y calambres después de comer o beber productos lácteos, trate de eliminar los productos lácteos de su dieta por unas semanas y vea si hay alguna mejoría en sus síntomas.

Si bien los productos lácteos son la principal fuente de calcio para la mayoría de las personas, aún puede obtener este nutriente en alternativas ricas en calcio como la leche de soja, nueces, brócoli, atún y salmón. Si no puede eliminar por completo los productos lácteos, trate de ir únicamente por los productos lácteos orgánicos crudos y evitar productos lácteos pasteurizados. Algunas personas que padecen fibromialgia encuentran esto más tolerable.

Se ha demostrado que un "intestino permeable" es la causa principal de muchas afecciones crónicas y problemas digestivos. Los productos lácteos son uno de los principales culpables de estos problemas. Eliminar los lácteos de su dieta también puede ayudar con el síndrome del intestino irritable (SII) y otros trastornos digestivos.

Solanáceas

Las solanáceas son frutas y verduras que contienen un compuesto venenoso llamado *solanina*. Este compuesto se encuentra naturalmente en cualquier parte de una planta, incluidos los frutos, los tubérculos y las hojas. Es producido por ciertas plantas y tiene propiedades pesticidas y fungicidas.

La familia solanácea incluye tomates, patatas blancas, berenjena, las bayas de Goji y pimientos (chiles, pimientos, pimienta, pimentón, tomatillos, tamales, etc.). Los síntomas comunes de toxicidad por solanina incluyen dolor de cabeza, náuseas, vómitos, diarrea y dolor abdominal.

La investigación muestra que entre el 74% y el 90% de las personas con afecciones inflamatorias como la fibromialgia y la artritis experimentaron un aumento del dolor y la inflamación después de comer frutas y verduras que pertenecen a la familia de las solanáceas. Si bien se recomienda deshacerse de las solanáceas por completo, puede intentar experimentar con estos alimentos para comprobar cómo reacciona su cuerpo. Pero recuerde siempre tomar todo con moderación.

Carnes Rojas

Las carnes rojas son generalmente altas en grasas saturadas, que puede conducir a un aumento de la sensibilidad al dolor, y mala circulación sanguínea. Estas grasas también son factores de riesgo de fatiga. Opte siempre por las carnes blancas como el pollo y el pescado, especialmente los pescados, que son ricos en ácidos grasos omega-3.

Cafeína

La fibromialgia puede causar insomnio durante la noche y somnolencia durante el día. Cuando se sienta fatigado y agotado, tomar una taza de café u otras bebidas con cafeína como refrescos, té y bebidas energéticas puede ser la forma más fácil y accesible de pasar el día. También podría estar tentado a comer grandes bocados de su chocolate favorito. Sin embargo, esto puede conducir a un ciclo sin fin de problemas de sueño: tomar bebidas con cafeína para mantenerse despierto en el día le dificultará dormir bien por la noche.

Además, la cafeína aumenta la presión arterial y la frecuencia cardíaca, ejerciendo aún más tensión sobre los músculos. Si no puede llegar a funcionar sin café o chocolates, mantenga su consumo en cantidades mínimas, y consúmalos durante la primera parte del día, así no interferirán con su sueño por la noche. Si es posible, siempre vaya por alternativas saludables tales como el té verde descafeinado, rico en antioxidantes.

También es importante tener en cuenta que la cafeína a veces se oculta en ciertos productos, como los analgésicos de venta libre, las pastillas para adelgazar y los alimentos procesados. Siempre revise la etiqueta o lista de ingredientes al comprar.

Alcohol

Si el dolor y la fatiga parecen empeorar después de consumir bebidas alcohólicas, lo mejor es evitarlos. El alcohol causa deshidratación, lo que hace que el dolor en los músculos se sienta mucho peor. El alcohol y ciertos medicamentos para la fibromialgia, incluidos los antidepresivos, los anticonvulsivos y los medicamentos que contienen acetaminofén, también pueden tener interacciones dañinas.

Sin embargo, aunque empeora el dolor y la fatiga en algunas personas, una investigación encontró que la ingesta moderada de alcohol puede aliviar los síntomas en otras. Busque el consejo de su médico sobre los efectos del consumo de alcohol en su situación específica, incluso cuando no parezca causar brotes.

Dado que los pacientes con fibromialgia reaccionan de maneras diferentes a ciertos alimentos, puede ser una buena idea llevar un diario de alimentos en el que registre lo que come y cómo se siente después de comerlo. ¿Empeora sus síntomas? ¿Te hace sentir mejor? ¿O simplemente neutral? Comparta este diario de alimentos con su médico para que puedan trabajar juntos en la creación de la dieta perfecta para usted.

Capítulo 6: 15 Recetas Aptas para la Fibromialgia

1. **Tostada de Huevo con Aguacate**

Cantidad de porciones: 1

Ingredientes:

- Aceite de oliva, para engrasar
- 1 diente de ajo, rallado
- 1 huevo mediano
- 1 rebanada de pan integral tostado
- ½ aguacate pequeño, aplastado
- Hojuelas de pimienta roja
- Sal y pimienta

Preparación:

1. Cubra una pequeña sartén antiadherente con aceite de oliva. Saltee el ajo y cocine el huevo al punto deseado.

2. Unte el aguacate triturado sobre el pan tostado. Agregue el huevo frito encima y espolvoree con sal, pimienta y hojuelas de pimiento rojo. Sirva caliente.

2. Tortilla Shiitake

Cantidad de porciones: 1

Ingredientes:

- 2 ½ cucharadita de aceite de coco
- 1 cebolla morada, finamente rebanada
- 2 puñados de hongos Shiitake, en rodajas
- 2 huevos, batidos
- Una pizca de nuez moscada
- Sal y pimienta, para degustar
- Tira de tocino crujiente
- Pimienta de cayena

Preparación:

1. Caliente el aceite en una sartén antiadherente pequeña. Saltee las cebollas y luego agregue los hongos.

Espolvoree con un poco de sal y nuez moscada al gusto. Cocine a fuego medio hasta que los hongos estén suaves.

2. Transfiera los hongos cocidos a un tazón. En la misma sartén, vierta los huevos y cocine por 1-2 minutos o hasta que cuaje. Agregue los hongos en un lado de los huevos y doble la otra mitad.

3. Transfiera la tortilla a un plato para servir y cubra con tocino crujiente. Espolvoree con pimienta de cayena antes de servir.

3. Cereal de Quínoa Caliente

Cantidad de porciones: 1

Ingredientes:

- 1 taza de leche almendras, sin azúcar
- ¼ taza de semillas de granada
- 1/3 taza de hojuelas de quínoa
- Una pizca de sal marina
- Sirope de arce, para rociar
- *Coberturas opcionales*: granola, almendras tostadas, nueces tostadas, arándanos frescos, moras, bayas de Goji, etc.

Preparación:

1. Vierta la leche de almendras en una cacerola pequeña a fuego medio-alto. Llevar a hervir.

2. Una vez que esté hirviendo, agregue las semillas de granada, las hojuelas de quínoa y la sal. Apague el fuego y revuelva suavemente. Déjelo reposar durante unos 3 minutos, y después agite de nuevo para hacer el cereal más grueso.

3. Vierta en un tazón para servir y agregue el jarabe de arce. Sirva con su elección de ingredientes.

4. Sopa de Chile, Coco y Calabaza

Cantidad de porciones: 4

Ingredientes:

- 1 cucharada de aceite vegetal
- 1,17 kilo de calabaza, pelada y cortada en trozos de 2 pulgadas
- 1 zanahoria, pelada y cortada en tiras de 2 pulgadas
- 4 tazas de caldo de verduras

- 1 cucharadita chile en polvo
- 1 chile rojo largo, sin semillas y picado
- 1 lata (165 ml) de crema de coco
- 2 rebanadas de masa madre blanca de un día
- 1 diente de ajo cortado por la mitad
- 1 cucharada de mantequilla

Preparación:

1. Caliente el aceite en una olla grande a fuego medio-alto. Agregue las zanahorias y la calabaza y cocine, revolviendo constantemente, hasta que estén ligeramente doradas, aproximadamente 3 minutos.

2. Agregue el caldo de verduras, el chile y el chile en polvo. Cocine a fuego lento durante unos 20 minutos, hasta que las verduras se ablanden. Apague el fuego.

3. Licue la mezcla de sopa con una batidora de mano. Vierta la crema de coco y vuelva a calentar. Lleve a hervir. Una vez que haya hervido, retirar del fuego.

4. Para hacer los picatostes, frote el ajo por ambos lados de la masa madre. Sea generoso para darle el mayor sabor posible. Corte el pan en cubos de 2 cm. Caliente la

mantequilla en una sartén antiadherente hasta que burbujee. Agregue los cubos de pan y cocine, revolviendo continuamente, hasta que estén crujientes y ligeramente dorados por todos lados.

5. Sirva la sopa en tazones separados. Póngale más crema de coco y termine con un puñado de trocitos de pan de ajo. Sirva inmediatamente con picatostes adicionales a un lado.

5. Sopa Fibro-Curativa

Cantidad de porciones: 1

Ingredientes:

- 2 cucharadas de cúrcuma en polvo
- 2 cucharadas de jengibre en polvo
- 1 cucharada de aceite de coco
- 4 tazas de caldo de verduras sin sodio
- 2 tallos de cebolletas, rebanados

Preparación:

1. Agregue aceite de coco y jengibre a una sartén antiadherente a fuego medio. Batir hasta que esté bien combinado.

2. Vierta el aceite vegetal y hierva.

3. Reducir el fuego. Revuelva la cúrcuma en polvo y el cebollín.

4. Sirva en un tazón.

6. Salmón al Horno con Hierbas

Cantidad de porciones: 4

Ingredientes:

- ¼ taza + 2 cucharadas de aceite de oliva
- Medio kilo de filete de salmón
- Sal marina y pimienta negra molida
- ¼ de taza de chalotes picados
- ¼ taza de hojas frescas de perejil
- ¼ de taza de hojas de eneldo fresco

- Ralladura de 1 limón fresco

Preparación:

1. Precaliente el horno a 250 ° F / 121 ° C.

2. Vierta ¼ de taza de aceite de oliva en una bandeja para hornear y luego coloque el filete de salmón, con la piel hacia abajo, en el aceite. Espolvoree con generosa cantidad de sal y pimienta molida.

3. En un procesador de alimentos, agregue los chalotes, el perejil, el eneldo y la ralladura de limón y mezcle hasta que estén finamente picados. Agregue 2 cucharadas. de aceite de oliva y mezcle hasta que se combinen. Ponga la mezcla sobre el filete.

4. Coloque el salmón en el horno precalentado y hornee durante 22 a 28 minutos o hasta que el pescado se desmenuce fácilmente (el tiempo de cocción puede variar según el grosor del filete).

5. Retire con cuidado el salmón de la sartén y colóquelo en una tabla de cortar. Corte en 4 partes iguales con un cuchillo afilado.

6. Sirva con pan fresco o arroz y ensalada verde.

7. Pollo Especiado y Fideos

Cantidad de porciones: 4

Ingredientes:

- ¼ de cucharadita de granos de pimienta de Sichuan, finamente triturados

- ½ cucharadita sal marina gruesa

- 2 vainas de anís estrellado

- ½ rama de canela

- ½ cucharadita granos de pimienta negra

- 1 pieza de jengibre fresco de 4 pulgadas, pelado

- 1 tira de ralladura de naranja de 3 pulgadas

- 6 ½ tazas de caldo de pollo

- Sal Kosher

- Pimienta negra recién molida

- 4 mitades de pechuga de pollo, deshuesadas y sin piel (6 oz cada una)

- 6 hongos Shiitake, sin tallos y en rodajas finas

- 3 onzas de fideos de frijol mungo

- 2 cebolletas (solo la parte verde), en rodajas finas

Preparación:

1. Sazone los granos de pimienta de Sichuan con sal. Déjelo aparte.

2. Tome una pulgada de jengibre pelado y córtelo en palitos finos. Corte las 3 pulgadas restantes en rodajas finas.

3. En una olla grande, agregue el caldo de pollo, el anís estrellado, la rama de canela, los granos de pimienta negra, las rodajas de jengibre y la ralladura de naranja. Cubra y cocine a fuego medio-bajo durante unos 20 minutos, o hasta que esté sabroso y fragante.

4. Vierta el caldo por un colador y en una olla grande. Espolvoree con sal y pimienta al gusto. Vuelva a calentar y agregue los hongos. Cocine a fuego lento durante unos 5 minutos o hasta que los hongos estén tiernos. Mantenga el caldo tapado y caliente.

5. Llene una olla grande con agua y cocine a fuego lento las pechugas de pollo a fuego lento durante unos 18 minutos, hasta que la carne esté completamente blanca. Transfiera la carne a una tabla de cortar y déjela reposar

durante 5 minutos. Corte el pollo en forma transversal, de aproximadamente 1/2 pulgada de grosor. Déjelo aparte.

6. Agregue agua caliente a un tazón mediano y remoje los fideos de frijol mungo durante 5 minutos o hasta que estén flexibles. Escurrir y agregar los fideos al caldo con los hongos. Caliente durante aproximadamente un minuto.

7. Sirva la sopa en tazones separados y cubra con pechugas de pollo, palitos de jengibre y cebolletas. Espolvoree con los granos de pimienta de Sichuan salados y sirva.

8. Tilapia al Horno con Nueces

Cantidad de porciones: 4

Ingredientes:

- 1/3 taza de nueces pecanas crudas, picadas
- 1/3 taza de pan rallado integral Panko
- ½ cucharadita azúcar morena
- 2 cucharaditas romero fresco picado
- 1 pizca de pimienta de cayena

- 1/8 cucharadita sal
- 1 ½ cucharadita de aceite de oliva
- 1 clara de huevo
- 4 filetes (4 onz. cada uno) de tilapia

Preparación:

1. Precaliente el horno a 350 ° F / 177 ° C.

2. Agregue nueces, pan rallado, azúcar morena, romero, pimienta de cayena y sal en plato para hornear pequeña. Revuelva para combinar y luego agregue aceite de oliva. Mezcle para cubrir uniformemente la mezcla con aceite. Hornee durante 7-8 minutos o hasta que esté ligeramente dorado.

3. Agregue la clara de huevo a un plato poco profundo y bata vigorosamente. Sumerja los filetes de tilapia, uno a la vez, en la clara de huevo y luego enrolle sobre la mezcla de nueces para cubrir ligeramente cada lado. Coloque los filetes rebozados en la fuente para hornear.

4. Vierta el resto de la mezcla de nueces sobre los filetes y presione suavemente. Hornee por unos 10 minutos o hasta que esté bien cocido.

5. Retirar del horno y servir caliente.

9. Hamburguesas de Frijoles Negros

Cantidad de porciones: 6

Ingredientes:

- 2 latas (400 g) de frijoles negros, escurridos
- 2 cucharadas de cacahuetes salados
- 2 puñados de hojuelas de avena
- Aceite de oliva
- 1 chile rojo, sin semillas y finamente picado
- 1 cebolla morada, pelada y picada en trozos grandes
- 1 cucharadita comino molido
- ½ cucharadita cilantro molido
- ½ manojo de cilantro fresco
- La ralladura de 1 limón, finamente rallado, además de otro limón para servir
- 1 cucharadita pimentón dulce ahumado
- Harina simple
- 6 panecillos

- Salsa de tomate fresca
- 1 aguacate maduro, en rodajas
- Rúcula bebé

Preparación:

1. Agregue las nueces y la avena a un procesador de alimentos y presione hasta que estén picadas en trozos grandes.

2. Agregue 1½ latas de frijoles negros, chile, cebolla, comino molido, cilantro molido, hojas de cilantro, ralladura de lima rallada y un chorrito de aceite de oliva. Pulse de nuevo para mezclar los ingredientes.

3. Agregue los frijoles negros restantes. Pulse solo una o dos veces, para que queden gruesos. Vierta la mezcla en un bol.

4. Divide la mezcla en 6 y forma una bola con cada una. Coloque las bolas sobre una superficie de trabajo limpia espolvoreada con pimentón ahumado y harina común.

5. Aplane las bolas para hacer hamburguesas, y después ponga las hamburguesas en una bandeja. Refrigere por al menos 1 hora.

6. Divida los panecillos por la mitad y colóquelos, con el lado cortado hacia abajo, en una parrilla. Ase hasta que esté ligeramente dorado. Déjelo aparte.

7. Esparza la rúcula bebé en 6 de las mitades de pan. Agregue las hamburguesas y cubra con salsa de tomate, rodajas de aguacate y rúcula. Haga un sándwich con la otra mitad de pan.

8. Sirva con un pedazo de limón fresco para exprimir.

10. Ensalada César de Col Rizada en Rollitos de Pollo

Cantidad de porciones: 2

Ingredientes:

- ½ huevo cocido (cocido durante 1 minuto)
- ½ cucharadita mostaza de Dijon
- 1 cucharadita jarabe de agave
- 1 diente de ajo picado
- 1/8 taza de aceite de oliva
- 1/8 taza de jugo de limón recién exprimido
- Sal kosher y pimienta negra molida

- 8 onzas de pollo a la parrilla, finamente rebanado
- 1 taza de tomates cherry, cortados en cuartos
- 6 tazas de col rizada, cortada en trozos pequeños
- ¾ taza de queso parmesano, finamente rallado
- 2 panes planos Lavash

Preparación:

1. En un recipiente de mezcla mediano, mezclar el huevo cocido, la mostaza, el agave, ajo, aceite de oliva y el jugo de limón. Batir bien para hacer un aderezo. Espolvorea con sal y pimienta al gusto.

2. Agregue el pollo, los tomates cherry y la col rizada, y mezcle para cubrir uniformemente con el aderezo. Agregue ¼ de taza de parmesano rallado.

3. Coloca los 2 panes planos. Extienda cantidades uniformes de la ensalada sobre cada envoltura y espolvoree con el queso parmesano restante.

4. Enrolle los rollitos de pollo y córtelos por la mitad. Servir inmediatamente.

11. Ensalada de Garbanzos

Cantidad de porciones: 6

Ingredientes:

- 1 pepino grande, sin semillas y en cubos
- 2 tazas de tomates uva, cortados por la mitad
- 1 lata (15 onz.) De garbanzos, escurridos y enjuagados
- 1 pimiento naranja, sin semillas y picado
- 1 pimiento rojo, sin semillas y picado
- 5 cebollines (ambas partes verdes y blancos), cortado en dados
- ¼ de taza de hojas de menta picadas
- ¼ de taza de perejil picado
- ½ taza + ¼ taza de queso feta desmenuzado

Para la vinagreta

- Jugo y ralladura de 3 limones frescos
- 1 diente de ajo rallado
- 2 cucharaditas de pasta de albahaca

- ½ taza de aceite de oliva

- 1 cucharadita sal kosher

- ½ cucharadita pimienta negra recién molida

- Chips de pita tostados

Preparación:

1. Mezcle el pepino, los tomates uva, los garbanzos, los pimientos rojos, las cebolletas, la menta, el perejil y ½ taza de queso feta desmenuzado en un tazón grande.

2. En un tazón pequeño aparte, agregue el jugo y la ralladura de limón, el ajo y la pasta de albahaca, y mezcle para combinar.

3. Vierta lentamente el aceite de oliva, batiendo, hasta que todo esté emulsionado. Condimentar con sal y pimienta negra y batir bien para hacer la vinagreta. Vierta esto sobre las verduras y revuelva suavemente para combinar.

4. Cubra con el queso feta restante y sirva con chips de pita.

12. Mezcla de Granola y Semillas

Cantidad de porciones: 4

Ingredientes:

- ¼ taza de aceite de oliva extra virgen
- ¼ taza de mantequilla sin sal
- 2 cucharadas de miel
- 2 tazas de almendras
- 4 tazas de avena
- ½ taza de semillas de girasol
- ¾ taza de semillas de calabaza
- 1 cucharadita canela

Preparación:

1. Precaliente el horno a 350°F / 177 ° C.

2. Cocine el aceite, la mantequilla y la miel en una cacerola antiadherente pequeña a fuego lento.

3. En un tazón grande para mezclar, mezcle todos los ingredientes restantes. Vierta la mezcla de aceite y

mantequilla sobre las semillas y la mezcla de granola. Remueva hasta que esté bien mezclado.

4. Coloque la mezcla en una bandeja para hornear, esparza uniformemente. Hornee hasta que la granola se dore, durante aproximadamente 1 hora. Voltee y revuelva la mezcla suavemente cada 20 minutos mientras hornea.

5. Retire del horno y transfiera la porción individual al cuenco. Sirva caliente.

13. Papitas de Col

Ingredientes:

- 1 cabeza de col rizada, sin tallo
- ½ cucharadita cúrcuma
- 1 cucharada de aceite de oliva

Preparación:

1. Precaliente el horno a 275 ° F / 135 ° C.

2. Corte las hojas de col rizada en trozos pequeños. Lavar bien y dejar secar por completo. (Asegúrese de que

las hojas estén totalmente secas antes de hornear; las hojas mojadas harán que las astillas se empapen).

3. En una bandeja para galletas forrada con papel pergamino, esparza la col rizada en una sola capa. Asegúrese de que no se apilen unos sobre otros. Espolvorear con cúrcuma y rociar con aceite de oliva.

4. Hornee en el horno durante 10 minutos. Gire la bandeja para galletas y luego hornee nuevamente durante 10-15 minutos, hasta que los bordes de las hojas se doren.

5. Sacar del horno y dejar enfriar durante 3 minutos antes de servir. ¡A disfrutar!

14. Batido de Cacao para Aliviar el Dolor

Cantidad de porciones: 1

Ingredientes:

- 1 taza de leche de almendras
- 1 cucharada de cacao en polvo, sin azúcar
- 2 cucharadas de harina de avena
- 1 cucharada de hierba de cebada en polvo

- ½ taza de espinacas
- Crema batida
- Granos de cacao

Preparación:

1. Agregue todos los ingredientes a una licuadora y procese hasta que quede suave.

2. Transfiera a un vaso alto y agregue la crema batida. Cubra con granos de cacao y sirva.

15. Ginger Ale Casera

Ingredientes:

- 2 tazas de agua purificada
- 1 taza de jengibre, pelado y picado finamente
- Agua con gas
- Jugo de 1 limón
- Miel cruda

Preparación:

1. Agrega agua a una olla pequeña y pon a hervir. Agregue el jengibre y luego reduzca el fuego a medio-bajo. Deje hervir a fuego lento durante unos 5 minutos.

2. Retirar del fuego y colar. Para servir, combine 1 parte de la mezcla de jengibre y 3 partes de agua con gas. Agregue jugo de limón y miel cruda para endulzar el sabor. Sirva con hielo.

Capítulo 7: Los Mejores Ejercicios para la Fibromialgia

Cuando tu cuerpo duele por todas partes, la última cosa que quiere hacer es moverse mucho y hacer ejercicio. Pero según investigaciones, realizar actividades físicas de forma regular es fundamental para aliviar muchos síntomas de la fibromialgia. No tiene necesidad de correr maratones o levantar pesos pesados para obtener los beneficios del ejercicio. Puede comenzar con un enfoque suave para aumentar lentamente su resistencia y restaurar su flexibilidad.

Elija un ejercicio que le guste para que pueda mantenerse motivado para salir y moverse. Estos son los mejores ejercicios que puede hacer para reducir los brotes de dolor y disfrutar de una vida diaria más agradable.

Caminando

Una de las formas más fáciles y eficaces de hacer ejercicio es salir a caminar. No es necesario que sea largo o vigoroso. Puede comenzar con 10 a 20 minutos por día, incluso 5 minutos si eso es demasiado para usted, a su propio ritmo, y luego ir gradualmente hasta 30 minutos por día. También puede correr para aumentar el ritmo si le apetece.

Pasee a su perro si eso le motiva, o lleve a toda su familia a dar un agradable paseo por el vecindario. Si es posible, incorpore algunas colinas inclinadas para activar aún más sus músculos mientras camina. Para ayudar a mantener el rumbo, es posible que también unirse a una sesión de ejercicios o grupo de caminata en su comunidad.

Caminar es una excelente forma de hacer ejercicios aeróbicos ligeros, ya que proporciona una serie de beneficios curativos: aumenta la energía, reduce el dolor y la rigidez, ayuda a restaurar la resistencia, aporta nutrición y oxígeno a los músculos y fortalece los huesos. En lugar de hacer largos períodos, las personas con fibromialgia pueden dividirlos en períodos más cortos con el fin de relajar los músculos de vez en cuando. De cualquier manera, los beneficios para la salud son los mismos. Trate de hacer ejercicios aeróbicos ligeros de 3 a 4 veces por semana.

Estiramientos

El estiramiento diario puede ayudar a que las articulaciones se muevan con más facilidad, lo que a menudo se denomina rango de movimiento. El estiramiento ayuda a aliviar el dolor y la rigidez al alargar los músculos. Aumenta su flexibilidad, afloja los músculos tensos y le ayuda a dormir mejor por la noche. Al estirar, concéntrese en los grupos de músculos más afectados por la fibromialgia: hombros, espalda baja y media, caderas, muslos y pantorrillas. Mantenga los estiramientos durante 10-30 segundos, pero deténgalo si le duele.

Haga un buen estiramiento al menos una vez al día. Esto le ayudará con sus actividades diarias, como cocinar, limpiar, conducir, trabajar en el jardín y hacer compras. Estirarse durante un entrenamiento también puede ayudarlo a tolerar mejor su entrenamiento.

Andar en Bicicleta

Andar en bicicleta es otra forma de ejercicios aeróbicos ligeros que brinda muchos beneficios para la salud. El movimiento recíproco de adelante hacia atrás, ayuda a la relajación y alivia la tensión en los músculos. Un paseo en bicicleta mueve la parte inferior del cuerpo sin forzarla. Sus articulaciones y músculos comenzarán a calentarse y moverse con mayor suavidad cuanto más tiempo conduzca.

Si es un principiante, puede comenzar a andar en bicicleta por caminos pavimentados por períodos más cortos, luego pasar gradualmente a excursiones más largas en caminos más desafiantes, como cuesta arriba. Si vive cerca de su oficina, considere ir en bicicleta al trabajo.

Nadar

La natación es otro excelente ejercicio aeróbico de bajo impacto que es ideal para pacientes con fibromialgia. El agua ofrece tanto apoyo como resistencia para el cuerpo y una experiencia meditativa para la mente. Mejora el rango de movimiento, mientras que es suave con las articulaciones y los músculos. Si le gusta la idea de nadar, considere la posibilidad de practicar aeróbic acuático en una piscina climatizada. El agua fría endurece los músculos, pero el agua tibia los relaja y los alivia de los dolores.

Entrenamiento de Fuerza

Los músculos adoloridos pueden estremecerse al principio con el entrenamiento de fuerza, pero este tipo de ejercicio es importante para su condición física general. Muévase lentamente, si es necesario, o use pesos más ligeros para empezar. Puede comenzar a usar mancuernas de 1 a 3 libras y levantar lentamente, pero con precisión para fortalecer los músculos y mejorar el tono. Si no tiene pesas, tome un par de productos embotellados o enlatados para comenzar.

Los músculos más fuertes son menos propensos a la fatiga. Los estudios también sugieren que el entrenamiento de fuerza puede ayudar con la depresión con la misma eficacia que algunos medicamentos. Fíjese como meta entrenar cada área principal (abdominales, brazos, espalda, hombros, pecho y piernas) 2 o 3 veces por semana.

Puede comenzar por hacer 8 repeticiones con un peso que puede levantar con comodidad, a continuación, trabajar hasta 10-12 repeticiones. Una vez que se puede trabajar con un peso más pesado (aumentar el peso poco a ciertos intervalos), comenzar de nuevo a 8 repeticiones luego trabajar hasta 12, y así en adelante.

Ejercicios en Grupo

Unirse a ejercicios grupales puede ayudarlo a mantenerse motivado. Puede unirse a una clase de aeróbic, yoga de baja intensidad o tai chi y trabajar con personas que también estén deseosas por mejorar su salud. Algunos centros de recreación y fitness también ofrecen clases de ejercicios grupales dedicadas a personas con dolor crónico y baja movilidad. Estas clases proporcionan un ambiente cómodo y seguro para cualquier persona que acaba de comenzar con sus entrenamientos, o está lidiando con síntomas agobiantes.

Yoga

El yoga ofrece conciencia de la mente y el cuerpo, estiramientos suaves y un enfoque de bajo impacto para fortalecer todos los grupos de músculos del cuerpo. Un estudio muestra que el yoga puede ser útil para aliviar muchos síntomas de la fibromialgia, incluyendo el dolor muscular y la rigidez, depresión, discapacidad percibida y la restricción de movimientos.

Según una investigación publicada en el *"Journal of Pain Research",* el yoga reduce los síntomas físicos y psicológicos de la fibromialgia, ya que ofrece meditación, así como técnicas de respiración y una combinación suave de varias posturas. El yoga también ayuda a realinear correctamente los huesos para que el esqueleto brinde más apoyo al cuerpo.

Esta práctica es de fácil acceso, ya que muchos gimnasios, centros comunitarios y centros de fitness ofrecen clases de yoga. También encontrará muchos videos de yoga gratuitos en línea, incluidos algunos que están diseñados específicamente para el dolor crónico. Intente incorporar una simple sesión de yoga de 20 minutos, incluso en la comodidad de su hogar, a su rutina, y podrá estar bien encaminado hacia una mejor salud física y mental.

Actividades Diarias

¡Hacer sus actividades diarias también cuenta! Los estudios demuestran que las actividades cotidianas como fregar los pisos, cortar el césped, limpiar ventanas, jardinería, jugar con sus hijos y nietos, y casi cualquier cosa que lo ponga en movimiento cuenta para reducir sus síntomas y mejorar su condición física. Pero como siempre, escuche su cuerpo. Si está haciendo una tarea y siente dolor, o está jugando con sus hijos, pero siente dolor en los músculos, deténgase y descanse.

Beneficios del Ejercicio para la Fibromialgia

¿Necesitas más motivación para ponerte en marcha? Lea estos maravillosos beneficios que puede obtener con un simple régimen de ejercicios.

- **Alivia el dolor de forma natural**

  Se ha demostrado que el ejercicio regular combate el dolor al igual que algunos medicamentos recetados. Estudios recientes muestran que no existe una diferencia significativa entre el alivio del dolor logrado a partir de analgésicos no opioides, y que consigue a partir de ejercicios de rutina. Si bien el ejercicio puede tomar más tiempo para aliviar el dolor, es gratis y no tiene efectos secundarios.

  El ejercicio también tiene un impacto positivo en la forma en que el cerebro procesa el dolor. Se ha mencionado anteriormente que la fibromialgia puede deberse a que el cerebro reduce el umbral del dolor o malinterpreta las señales de dolor, lo que provoca dolores innecesarios. El ejercicio puede revertir esto y modificar el curso de la condición.

- **Aumenta la energía**

Menos dolor significa más energía. El ejercicio aumenta la frecuencia cardíaca y mantiene el bombeo de la sangre, lo que le brinda ese empuje para levantarse y caminar. Cuanto más intensifique su entrenamiento, más energizado y menos fatigado se sentirá.

- **Reduce los efectos de la depresión.**

Las personas con fibromialgia generalmente tienen niveles bajos de serotonina, lo que a menudo resulta en depresión. La buena noticia es que el ejercicio aumenta los niveles de serotonina en el cerebro y, por lo tanto, reduce los efectos de la depresión y te hace sentir más feliz. La serotonina es la hormona del bienestar que mejora el estado de ánimo y promueve una mayor sensación de bienestar.

El ejercicio regular también aumenta la producción de endorfinas, que son sustancias químicas en el cerebro que disminuyen la percepción del dolor, dejándolo con una sensación más positiva y eufórica, una sensación que a menudo se conoce como "euforia del corredor". Las endorfinas también actúan como sedantes, sin los peligros de dependencia o adicción.

- **Agudiza la memoria y el pensamiento**

Además de hacerte sentir mejor, las endorfinas también pueden mejorar tu concentración y agudizar las funciones mentales. Le hacen más alerta y eficiente en la realización de cualquier tarea. El ejercicio también puede ayudar a prevenir la degeneración relacionada con la edad, y estimular el nacimiento de nuevas células cerebrales.

- **Reduce los niveles de cortisol**

El dolor crónico puede provocar estrés crónico, que luego puede conducir a una serie de otros problemas de salud. El ejercicio puede ayudar a ayudar a la relajación y ayudar a controlar los niveles de cortisol.

Los altos niveles de cortisol están asociados al incremento en los niveles de estrés. La realización de actividades físicas regulares estimula la producción tanto de adrenalina como de cortisol al principio, y disminuye ambos al final. Potencie este efecto haciendo un poco de ejercicio moderado en la mañana, cuando los niveles de cortisol son los más altos y se

beneficiará de sus efectos calmantes durante la mayor parte
del día.

- **Mejora el sueño**

Las personas con fibromialgia a menudo padecen trastornos
del sueño que pueden agravar aún más el dolor. Puede
combatir esto con una buena rutina de ejercicios. Cualquier
forma de actividad física puede promover un sueño
reparador más prolongado y de mejor calidad, lo que a su vez
ayuda a aliviar el dolor. Incluso una breve ráfaga de ejercicio
ligero por la mañana o por la tarde puede ayudar a regular los
patrones de sueño.

- **Mejora el sistema inmunológico.**

Tener un sistema inmunológico más fuerte te hace menos
propensos a los resfriados, la gripe, y otros virus. El ejercicio
estimula a las células del sistema inmunológico a trabajar
más rápido y más duro para combatir los gérmenes y
bacterias que causan diversas infecciones y enfermedades.

- **Aumenta la autoestima**

  Uno de los beneficios psicológicos clave del ejercicio regular es una mayor autoestima. Las endorfinas son en parte responsables de esto. Además, cumplir con los desafíos del ejercicio o los objetivos de acondicionamiento físico, incluso los más pequeños, puede aumentar su sentido de autoestima y fomentar su confianza en sí mismo. Ponerse en buena forma también le hará sentirse mejor consigo mismo y con su apariencia.

- **Mejora la resiliencia**

  Ante las dificultades de la vida, muchas personas recurren a las drogas, el alcohol y otros hábitos negativos que, en lugar de solucionar el problema, solo empeoran la situación. Pasar al ejercicio lo ayuda a enfrentar los desafíos emocionales o mentales de una manera saludable. Le ayuda a mantenerse alejado de los comportamientos negativos mientras reduce sus síntomas y mejora su salud general.

- **Aumenta la interacción social**

  Hacer ejercicio y otras actividades físicas le brinda la oportunidad de socializar con otras personas. Saludar a sus vecinos mientras camina alrededor de la cuadra, o intercambiar sonrisas puede levantar su estado de ánimo. Inscribirse a clases en el gimnasio o en el centro comunitario también le brinda la oportunidad de conocer nuevos amigos y ser más sociable.

Con estos beneficios sorprendentes, el ejercicio puede ser muy útil no sólo para las personas con trastornos del estado de ánimo o la fibromialgia, sino también para aquellos que sufren de otras enfermedades como la artritis, la diabetes, la hipertensión arterial, y otras formas de dolor crónico. E incluso si no tiene ninguna de estas enfermedades, la actividad física y un buen estilo de vida es vital para lograr una salud óptima y una perspectiva de vida más positiva.

Capítulo 8: Aceites Esenciales para Alivio Instantáneo

Los aceites esenciales son conocidos por sus inmensos beneficios terapéuticos que pueden ser extremadamente útiles para las personas con dolor crónico. El uso de estos aceites es otra forma fácil y conveniente de reducir sus síntomas. Algunos de los mejores aceites esenciales para la fibromialgia incluyen:

Aceite de Lavanda

La lavanda es ampliamente conocida por sus propiedades calmantes y para aliviar el estrés. Tiene varios usos medicinales, incluido ser un potente agente analgésico. El aceite de lavanda es antidepresivo, anti-inflamatorio, antiséptico, antiespasmódico, y analgésico. Estas propiedades lo convierten en una opción ideal para el dolor muscular, dolor de espalda, reumatismo, calambres, artritis, náuseas, dolores de cabeza y fibromialgia. Calma los nervios, ayuda a mejorar la circulación sanguínea y alivia el estrés, la depresión, la ansiedad y el agotamiento nervioso. El aceite de lavanda también es una excelente ayuda para dormir.

Aceite de Menta

La menta tiene una fragancia mentolada que la convierte en un ingrediente popular para pastas de dientes y jarabes para la tos. Su aceite es un efectivo analgésico (para inducir el sueño), anti-inflamatoria (por la reducción de dolores y molestias), y antiespasmódico (para aliviar los calambres y espasmos musculares). Su aroma fresco también puede ayudar a reducir la fatiga y eliminar la fibro-niebla.

Otros beneficios incluyen la estimulación del sistema nervioso, aliviando la sensibilidad al dolor de cabeza, mejora de la memoria, reduce la congestión, y ayuda con condiciones respiratorias como el asma. También se ha descubierto que es una cura temporal para el síndrome del intestino irritable.

Aceite de Eucalipto

La inflamación y la mala circulación sanguínea son las principales causas del dolor y los dolores musculares, y la acumulación de toxinas y otras sustancias nocivas en el cuerpo. El eucalipto es su elección de aceite para abordar estos problemas. Este aceite ayuda a reducir los brotes de fibromialgia, mediante la promoción de una buena circulación sanguínea, la lucha contra la inflamación y ayudar a eliminar las toxinas del cuerpo. Sus propiedades analgésicas y anti-inflamatorias pueden también proporcionar un alivio inmediato de dolores en el cuerpo, facilidad de fatiga, aumentar el estado de ánimo y vigorizar el espíritu.

Aceite de Helicriso

El aceite de helicriso es eficaz para aliviar la tensión y el estrés, reducir la fatiga y mejorar la circulación sanguínea. Tiene propiedades anti-inflamatorias, antioxidantes, analgésicas y antidepresivas. Es un aceite prometedor para disminuir el dolor al aliviar la inflamación y la hinchazón. El helicriso también puede corregir los trastornos del dolor y ayudar a calmar el sistema nervioso.

Aceite de Sándalo

El sándalo es un árbol aromático cuyo aceite es muy utilizado por sus efectos anti-inflamatorios y antisépticos. También es conocido por su capacidad para sedar y calmar los nervios. El sándalo contiene el compuesto *santalol*, que se ha demostrado que tiene efectos antidepresivos y sedantes en el sistema nervioso central. Un estudio de 2007 muestra que el aceite de sándalo, cuando se inhala, mejora el sueño y promueve el sueño sin movimientos oculares rápidos (NREM, por sus siglas en inglés).

Aceite de Romero

Hay una razón por la que el romero se conoce como la " hierba del recuerdo". El aceite extraído de esta hierba se ha mostrado para mejorar la memoria mediante la estimulación del factor de crecimiento nervioso, y ayudando en el proceso de curación de tejidos neurológicos. Además de promover el estado de alerta mental y reducir la fibro-niebla, el romero también tiene altas propiedades analgésicas, lo que lo hace efectivo para aliviar el dolor en los músculos y las articulaciones. También puede usarlo para náuseas, dolores de cabeza, dolor de espalda, reumatismo y como ayuda para dormir.

Aceite de Jengibre

Más que ser un ingrediente para cocinar, el jengibre es un potente agente anti-inflamatorio. Alivia eficazmente los espasmos, reduce las náuseas y bloquea las sensaciones de dolor. Sus propiedades antidepresivas y analgésicas alivian los dolores articulares y musculares, la artritis y la inflamación. Aparte de estos beneficios, el jengibre también puede mejorar la circulación sanguínea, ayudar a la digestión y desintoxicar el cuerpo. También se ha informado que estimula la actividad de los antioxidantes en el cuerpo.

Aceite de Pimienta Negra

El aceite de pimienta negra es uno de los mejores aceites esenciales para los dolores y molestias musculares. Calienta los músculos, lo que mejora la circulación y aumenta el calor corporal, lo que es bueno para los músculos y los nervios. Más que ser un excelente calmante para el dolor, el aceite de pimienta negra también se usa como un calmante para el estrés, un refuerzo de la inmunidad y una ayuda digestiva. Las personas con fibromialgia, reumatismo y artritis encontrarán que es un excelente compañero. Este es un aceite fuerte, así que evite aplicarlo directamente a la piel, utilícelo con moderación.

Cómo Utilizar los Aceites Esenciales

Hay varias formas de utilizar los aceites esenciales, que incluyen:

Aplicación tópica: la aplicación de aceite esencial diluido en varios puntos gatillo proporciona un alivio significativo del dolor. Se puede aplicar el aceite usted mismo, o utilizarlo durante el masaje o la terapia física.

Aromaterapia: consiste en airear o difundir aceites esenciales para que puedas inhalar su aroma, lo que aliviará tu estrés y calmará tus nervios. Use un difusor de aceite para aliviar convenientemente su dolor, ansiedad e insomnio.

Baño caliente: La adición de aceites esenciales a su baño alivia los músculos y permite que el aceite sea absorbido en su piel, mientras que la inhalación del vapor proporciona los beneficios de la aromaterapia. El agua caliente también mejorará su circulación, lo que ayuda a reducir el dolor.

Antes de aplicar aceite esencial en la piel, asegúrese de diluirlo con un aceite portador. Esto es para minimizar la potencia y prevenir la irritación de la piel. Diluya 3-5 gotas de su aceite esencial preferido en una onza de cualquiera de estos aceites portadores:

- aceite de oliva
- aceite de almendras
- aceite de coco
- aceite de semilla de uva
- aceite de aguacate
- aceites de masaje
- lociones sin perfume

Como muchos aceites esenciales son tóxicos, no deben tomarse por vía oral. Antes de usar aceites esenciales para la fibromialgia, analice los riesgos y beneficios con su médico.

Conclusión

¡Gracias de nuevo por elegir este libro!

Espero que haya disfrutado aprendiendo más sobre la fibromialgia y lo haya encontrado útil.

Si te gustó este libro, tómate el tiempo para dejarme una reseña en Amazon. Agradezco sus comentarios sinceros y realmente me ayudan a seguir produciendo libros de alta calidad.

www.ingramcontent.com/pod-product-compliance
Lightning Source LLC
LaVergne TN
LVHW011735060526
838200LV00051B/3176